ARRETER DE FUMER

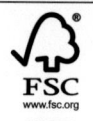

Constant WINNERMAN

ARRETER DE FUMER

ARRETER DE FUMER.

Copyright © 2011 *Winnerman Productions E.U.R.L.*

Tous droits réservés. Toute reproduction, même partielle, du contenu, de la couverture, par quelque procédé que ce soit (électronique, photocopie…) est interdite sans autorisation écrite de *Winnerman Productions E.U.R.L.*

Édition : BoD – Books on Demand, info@bod.fr

Impression : BoD – Books on Demand, In de Tarpen 42, Norderstedt (Allemagne)
Impression à la demande

ISBN: 978-2-8106-2229-0.

Dépôt légal: Septembre 2011.

Je dédie cet ouvrage à mon fils chéri,
Alexis.

Constant WINNERMAN.

Sommaire

<u>A propos de l'Auteur</u>   **11**

L'Auteur   **11**

<u>J+1 après l'arrêt</u>   **13**

La prise de décision   **13**
Fixer une date d'arrêt   **15**
Connaître ses motivations   **15**
Les situations-clés et les rôles des cigarettes   **16**
Des méfaits invisibles   **17**

<u>J+2</u>   **19**

Affronter les situations auparavant associées au tabagisme   **19**
Dire stop à son propre empoisonnement, c'est se respecter davantage   **20**
Arrêter de fumer, c'est devenir plus congruent   **21**
Devenir non fumeur est parfois une porte d'accès menant à une évolution plus globale   **23**

J+4   25

Apprendre à se faire confiance   **25**
« Voir au-delà »   **27**
L'Art de l'Equilibre   **28**

J+5   29

Vous êtes déjà non-fumeur   **29**
Sortir de sa zone de confort   **30**
Statistiques et chiffres   **30**
Les fausses solutions   **31**

J+6   33

Faut-il adopter un comportement de substitution ?   **33**

J+9   35

Et si j'en reprends une ?   **36**
Qu'allez-vous faire du temps gagné ?   **36**

A retenir   37

A retenir   **37**

A découvrir…   43

Auto-Hypnose : Mode d'emploi   **45**
Formations et stages en Hypnose   **47**

A propos de l'Auteur

Constant WINNERMAN est le fondateur de l'Ecole Française d'Hypnose, au sein de laquelle il a animé de nombreuses formations.

Constant s'est formé à l'Hypnose et à la PNL en 2003.

Depuis 2012, Constant n'exerce plus.

J+1 après l'arrêt

<u>La prise de décision</u>

J'entends dire, régulièrement, que pour arrêter de fumer, ou qu'avant d'arrêter de fumer, nous devons nous demander si c'est le bon moment. Y-a t-il vraiment un bon moment ? Le fait que nous n'arrêtions pas de fumer, sous prétexte que « ce n'est pas le bon moment », signifie t-il, implicitement, que les évènements de notre vie nous en empêchent ? En réalité, les évènements de notre vie ne sont pas responsables, mais nous-mêmes et notre perception subjective de ces évènements, leur attribuant alors le pouvoir de nous freiner dans notre évolution. Comme je le dis souvent : *« Ce ne sont pas les évènements qui font notre vie, ni ce que nous sommes, mais la façon dont nous y réagissons »*. Doit-on par exemple remettre l'arrêt du tabac à plus tard sous prétexte que nous nous sentons « déprimés », ou que nous avons besoin d'une « béquille » ? Le fait d'arrêter de fumer risque t-il d'amplifier, d'aggraver un mal-être déjà présent ? On peut se demander si ce type d'état n'est pas plutôt renforcé par le tabagisme, le fumeur se dévalorisant et se mésestimant toujours davantage au constat répété de son comportement incongruent. A l'inverse, le fait de devenir non-fumeur, décision dynamisante, acte congruent et valorisant qui redonne le sentiment de contrôle de soi et de sa vie, et renforce l'estime de soi, ne peut-il pas représenter un pas vers le mieux-être, un nouveau départ ? *« Le vrai bonheur est de volonté, et ne dépend que de soi-même »* dit-on. Alors que cela se produise maintenant ou plus tard, la personne finira par apprendre à devenir son propre refuge, son seul phare, et à se tourner vers son monde intérieur pour y trouver les ressources et les réponses dont elle a besoin.

Voilà deux jours que j'ai pris la décision d'arrêter de fumer, ou plutôt, je préfèrerais écrire, de « devenir non-fumeur », car il y a dans le mot « arrêter » quelque chose qui ne me plait pas, peut-être le fait de mettre fin à quelque chose, d'avoir quelque chose en moins dans ma vie. Cela me fait penser à certains thérapeutes qui considèrent que l'arrêt de la cigarette est un « deuil » à faire.

En réalité, je l'avoue, ma dernière cigarette ne remonte pas à deux jours, mais à hier vers dix-sept heures. Je considère qu'il n'y a vraiment pas de quoi crier victoire, surtout pas, mais juste s'arrêter un instant pour reconnaître ce qui est, à savoir le fait inhabituel de n'avoir pas fumé depuis seize heures.

D'une part, une décision digne de ce nom est ferme et exclut toute autre possibilité, sinon ce n'est pas une décision. Par conséquent, il est inutile de garder un paquet de cigarettes « juste au cas où » : on n'essaie pas d'arrêter de fumer, mais on arrête fermement, et avec l'intention sincère de devenir définitivement non-fumeur (on peut mentir à qui l'on veut, mais pas à soi-même !).

D'autre part, plus un objectif est précis et plus il devient facilement atteignable. Je vous suggère donc de prendre tout le temps dont vous avez besoin pour le formuler précisément, en détails, et par écrit.

Fixer une date d'arrêt

Vous pouvez programmer votre arrêt du tabac, en fixant une date que vous écrirez dans votre agenda, et à compter de laquelle vous deviendrez non-fumeur.

L'une de mes connaissances disait : « *Qui veut se cherche des raisons, qui ne veut pas se trouve des excuses* » ; pourquoi ne pas évoluer tout de suite, en broyant d'une main ce paquet de cigarettes, puis en le jetant à la corbeille ? Vous en êtes capable !

Connaître ses motivations

Pour réussir à long terme, il me semble indispensable que vous connaissiez et que vous analysiez les motivations qui sous-tendent votre objectif de devenir non-fumeur. Toutes les motivations sont valables car elles servent l'objectif, et constituent autant de bonnes raisons d'arrêter de fumer.

Par exemple, il peut s'agir, comme c'est mon cas, d'une démarche santé. Vous pouvez aussi vouloir arrêter de fumer pour des raisons économiques, ou pour devenir un meilleur exemple pour vos enfants. Dans ces deux derniers cas, que sera t-il susceptible de se produire, si des années après l'arrêt du tabac, vos motivations de base ne sont plus nourries (par le besoin de faire des économies, ou de montrer l'exemple à vos enfants), mais que vous vivez dans le confort financier (l'argent n'étant plus un problème), ou que vos enfants ont quitté le foyer (leur montrer le bon exemple n'étant plus nécessaire) ? Je suppose alors que vous serez plus fragilisé face à la rechute. Maintenant, que se passera t-il si votre principale motivation était à l'origine la santé ? A moins que votre santé ne devienne moins importante à vos yeux au fil du temps, ce qui est peu probable (c'est généralement l'inverse qui se produit : on devient plus soucieux de son état de santé en vieillissant), je pense que vous avez plus de chances de rester durablement non-fumeur si votre principale motivation est la santé.

Devenir non-fumeur dans le but d'améliorer et de préserver votre état de santé, nécessite de lui attribuer un peu plus de valeur, donc, sans surprise, de vous aimer et de vous respecter davantage.

Pour multiplier vos chances de réussite, je vous suggère de formaliser vos motivations par écrit ; il vous suffit de trouver le maximum de réponses à la question suivante : « *Pourquoi ai-je décidé de devenir non-fumeur ?* »

Les situations-clés et les rôles des cigarettes

Je viens de marquer une pause de quelques minutes, et j'ai tout à coup ressenti le besoin de prendre une cigarette. Ayant la capacité d'être à l'écoute de moi-même, de me tourner vers mon univers intérieur, j'ai facilement identifié, et je continue à le faire, la plupart des émotions et des situations-clés associées à mon tabagisme, et les différents « rôles » de mes cigarettes. Tout à l'heure, par exemple, lorsque j'ai marqué cette pause, j'ai identifié le fait qu'il se serait agi, si je l'avais fumée, d'une cigarette « récompense », peut-être d'une sorte de transition entre deux travaux. J'ai aussi ressenti le besoin physique de fumer, au niveau de ma bouche, et je le ressens encore : je n'ai pas les mots pour décrire cette sensation que seule une cigarette pourrait apaiser, je dirais que « j'ai la bouche prise ». Au constat de ce phénomène, je déduis que mon corps, comme mon esprit, sont, évidemment, encore dépendants au tabac. Mon esprit conscient dit non et refuse de répondre à ces invitations à fumer, tant physiques que psychologiques. Je vais modérer ma consommation d'alcool, afin d'éviter la phase de la désinhibition, là où la force du conscient, le pouvoir de la volonté, sont diminués, et où je suis plus susceptible de me laisser-aller au plaisir immédiat, donc à la cigarette. De plus, ma consommation de tabac avait tendance à augmenter, comme pour beaucoup de fumeurs, dans le cadre festif. Pour revenir à la cigarette « récompense », étant désormais non-fumeur, je me demande si je devrais la remplacer, et si oui, par quoi. Finalement, j'ai décidé que je n'aurai recours à aucun substitut, sauf si l'on considère que le fait de se tourner davantage vers son monde intérieur en soit un !

La plupart des cigarettes sont associées à des émotions, à des états intérieurs, et à des contextes particuliers, dont voici une liste non exhaustive : récompense, impatience, fatigue, inquiétude, peur, stress, bien-être, compensation, cadres festif ou convivial, moments de pause, fin des repas, café, alcool. Prendre conscience de ces associations, n'est-ce pas acquérir davantage de contrôle sur elles, sur notre tabagisme, sur nous-mêmes ?

<u>Des méfaits invisibles</u>

L'impact destructeur de la cigarette est le plus souvent invisible aux yeux du fumeur. Si les méfaits du tabagisme étaient beaucoup plus visibles pour le fumeur, comme le sont par exemple ceux des troubles du comportement alimentaire (variation du poids, donc transformation de l'image de soi), alors peut-être serait-il plus facile pour beaucoup de gens de devenir non-fumeurs. Aussi, je pense à la possibilité d'associer de la souffrance psychique au fait de fumer, comme ce serait le cas si la personne prenait du poids. Ainsi, nous créerions une liaison de cause à effet, du moins perçue et vécue comme telle par la personne, entre le fait de fumer et la perception négative de soi physique. Associer de la douleur (au sens large, par exemple un sentiment de frustration, ou de mésestime de soi), ou du dégoût (aliment détesté) à un symptôme, dans notre cas au tabagisme, est une possibilité offerte par l'Hypnose, connue sous le nom de « méthode aversive » ou « méthode par aversion ».

Une fois que vous serez non-fumeur, vous ne devrez jamais remettre en doute, ni relativiser, la nocivité du tabac, mais garder à l'esprit son extrême dangerosité, et le privilège que vous avez d'être désormais non-fumeur.

J+2

Ma compagne, enceinte de sept mois, m'a fait sentir à l'instant, enthousiaste, l'odeur des produits de bébé qu'elle a acheté, eau et lait de toilette, et j'ai immédiatement eu le réflexe d'être particulièrement attentif à mon odorat, me rappelant de toutes ces fois où j'ai lu ou entendu que l'arrêt du tabac libère les sens.

J'ai identifié hier d'autres appels à fumer, des situations-clés où prendre et fumer une cigarette était auparavant un automatisme. Je constate que ces envies de fumer, parfois virulentes, et vis-à-vis desquelles je me suis senti mener un combat, ont tendance à devenir de simples souvenirs (je me dis : « Là avant, j'en aurais fumé une. »)

<u>Affronter les situations auparavant associées au tabagisme</u>

Hier soir, nous sommes allés dîner au restaurant en famille.

Alors que j'attendais ma compagne dans la voiture, je me suis souvenu que dans cette situation précise, par le passé, j'en aurais allumé une ; je fus là aussi surpris par le fait qu'il ne s'agissa que d'un simple souvenir, quasiment dénué d'envie.

Lors de l'apéritif et du dîner, j'ai consommé des boissons alcoolisées, à savoir un Baileys et 37,5 centilitres de vin rouge. Je n'ai pas voulu me priver d'alcool, même si je savais bien qu'il était auparavant associé au tabagisme. Au contraire, je n'ai rien changé à mon mode de fonctionnement habituel, à l'exception, bien-sûr, de l'absence de consommation de tabac. J'ai vécu cette soirée avec confiance, et d'une certaine façon, j'ai été joueur, utilisant cette occasion pour tester l'influence de l'alcool sur mon esprit conscient, sur ma volonté, sur ma décision, donc pour évaluer ma résistance au tabac en ayant bu, et dans un contexte convivial.

J'ai lu plusieurs ouvrages sur l'arrêt du tabac, dont un récemment qui recommande d'éviter les situations qui stimulent le plus le tabagisme. Dans le livre auquel je pense, l'auteur prend l'exemple de la discothèque : si je fumais en discothèque, j'éviterai alors ce lieu, du moins durant quelques temps. Pour ma part, je ne suis pas d'accord : éviter, c'est choisir la facilité, c'est ne pas assumer pleinement sa décision, c'est ne pas se faire suffisamment confiance. Bien entendu, il n'y a aucune honte à se sentir fragile, et à privilégier une certaine prudence ; nous sommes tous des êtres Humains faillibles, perfectibles, et chacun de nous évolue à son propre rythme. Néanmoins, j'estime que l'évitement n'est pas une solution car il nous empêche d'élargir notre zone de confort, donc d'apprendre à vivre autrement, de grandir.

Etre dans l'évitement des situations auparavant associées au tabagisme, n'est-ce pas reconnaître qu'au fond, nous avons « peur de nous-mêmes » ? Apprenons à nous faire confiance !

<u>Dire stop à son propre empoisonnement, c'est se respecter davantage</u>

J'ai une chance inouïe ! Pourquoi donc ? Parce que, cette fois-ci, ma décision de devenir non-fumeur rejoint une démarche « santé » et qualitative plus globale. Après mon récent séjour Espagnol en pension complète, où la nourriture était certes à volonté, sous la forme d'un buffet varié, mais tout à fait infecte (j'ai même pensé qu'il fallait vraiment n'avoir aucun respect pour l'être Humain, n'être bassement motivé que par l'argent, et insensible à la qualité des vacances de ses clients, pour leur servir pareille alimentation), je me souviens avoir dit à ma compagne, au téléphone : *« Maintenant, ça suffit ! »*, faisant référence à l'intoxication de mon corps, tant alimentaire que tabagique. Je remercie le Docteur David Servan-Schreber, malheureusement décédé récemment, et dont l'ouvrage *« Anticancer »*, que je vous recommande, a vraiment renforcé mon désir d'évolution au niveau de mon hygiène de vie, et m'a aidé à le faire émerger, à lui donner pleinement existence.

Si je me considère chanceux, c'est aussi parce que, ces derniers mois, les cigarettes me dégoutaient, je ne les finissais pas, les jetant parfois en n'en ayant fumé qu'un quart, et ayant même pris l'habitude de fréquemment cracher après chaque bouffée, comme si, au fond, je refusais d'avaler avec ma salive les 4000 substances toxiques qu'elles contiennent ! En cela, j'étais de plus en plus disposé à devenir non-fumeur.

Les experts indiquent que chaque tentative de sevrage est un pas de plus vers la victoire finale ; alors si vous êtes fumeur, et que vous voulez arrêter, gardez donc espoir, vous finirez par réussir !

<u>Arrêter de fumer, c'est devenir plus congruent</u>

Enfin, si j'ai de la chance, c'est parce que j'avais conscience du fait que fumer était pour moi un acte incongruent, et que je souhaitais, autant que possible, toujours plus de congruence dans ma vie. La congruence est la correspondance entre ce que nous posons sur la réalité et sur la vie (nos actes, nos paroles, nos décisions...), et ce que nous sommes, ou ce que nous voulons être. Par exemple, dans mon cas, j'étais incongruent parce que je fumais, tout en ne le voulant pas, au fond de moi. Alors pourquoi continuais-je à fumer ? Parce que mes habitudes étaient intégrées, installées, et qu'il m'était plus confortable de les vivre ainsi que d'en changer, qu'il m'était plus facile de privilégier le plaisir immédiat plutôt que le plaisir à long terme. J'étais beaucoup plus prêt que je ne le pensais, à devenir non-fumeur. Je me surprends à vous raconter ma vie d'ex fumeur au passé, et cela spontanément, parfois même comme s'il s'agissait déjà d'un vieux souvenir !

Maintenant, que sera ma vie ? Que va t-il se passer ? Je pense que je dois enterrer profondément et efficacement la cigarette, pour m'en protéger durablement. Concrètement, je souhaite pouvoir me rappeler régulièrement la nocivité du tabac, et le privilège que j'ai d'être non-fumeur. Comme je l'ai vécu il y a quelques années avec les problèmes de poids, je pense que c'est en gardant à l'esprit la valeur des choses, qu'on les pérennise ; et c'est parfois en craignant de les perdre, qu'on réussit à les garder, mais en évitant autant que possible de les considérer acquises. Mon statut de non-fumeur sera sans aucun doute renforcé par ma démarche "santé" et qualitative globale (je vais privilégier une alimentation bio, bonne pour mon corps, du moins lorsque je mangerai chez moi).

Beaucoup disent que le plaisir de fumer devra, une fois la personne devenue non-fumeuse, être remplacé par un autre plaisir. Pour ma part, je trouve déjà un immense plaisir à être, et à me savoir, beaucoup plus congruent dans ma vie.

Finalement, arrêter de fumer peut être facile, il suffit d'accepter de se laisser-aller à devenir tout naturellement un peu plus soi !

Devenir non-fumeur est parfois une porte d'accès menant à une évolution plus globale

Depuis hier soir, j'ai l'intention de vous faire partager l'expression qui va suivre : mon arrêt du tabac est une « porte d'accès », voilà le mot ! Voilà chose faite ! Une porte d'accès menant à beaucoup plus de congruence, de respect de soi, d'estime de soi ; une spirale créatrice, une dynamique, menant à plus de facilité pour réaliser mes rêves, dont certains étaient bien enfouis. Peut-être, finalement, un droit de vivre encore plus pleinement et intensément.

J+4

<u>Apprendre à se faire confiance</u>

Je n'ai pas pu vous écrire avant aujourd'hui, étant occupé en journée par mes consultations, et ayant consacré mes soirées à la lecture.

Hier après-midi, dans mon cabinet d'Hypnose, j'ai reçu une dame d'une quarantaine d'années, que nous appellerons Elodie pour préserver son anonymat. Elle m'expliqua qu'elle avait pris la mauvaise habitude de se gratter toutes sortes de boutons, petits ou plus gros, ou d'imperfections sur sa peau, et me montra les plaques rouges que ces grattages provoquaient. Elodie se trouvait dans un cercle vicieux qu'il fallait stopper : plus elle se grattait, et plus elle ressentait des démangeaisons, se grattant alors davantage. Elodie me précisa que les spécialistes rencontrés jusqu'ici avaient unanimement exclu que ses problèmes de peau soient dus à une quelconque allergie ou cause physiologique, et son dermatologue avait parlé « d'automutilation », suggérant et soulignant ainsi des causes comportementales et psychiques. J'ai bien insisté auprès du sujet, l'invitant à obtenir un nouvel avis médical avant de me reconsulter, afin de m'assurer que les origines de ses problèmes de peau étaient uniquement comportementales et psychiques, et que je pourrais peut-être l'aider. Elodie refusa de se soumettre de nouveau au corps médical. Nous nous fixâmes donc pour objectif de mettre fin à son comportement de grattage, afin qu'elle retrouve une peau qui soit, pour reprendre ses termes, « claire et nette ». La femme m'apprit qu'elle se grattait davantage lorsqu'elle était fatiguée ou agacée, et qu'elle se sentait régulièrement et physiquement épuisée depuis qu'elle travaillait de nuit, ayant même recours à un traitement médicamenteux pour s'endormir. Elodie se rappela et me fit part du fait qu'une solution avait permis de stopper ses grattages par le passé : il s'agissait d'appliquer une crème spécifique sur ses plaques rouges, celle-ci étant tellement grasse que le sujet n'y mettait plus les doigts pour se gratter, ne supportant pas d'avoir ce « gras » sur les doigts et sous les ongles. L'efficacité de cette crème, dans le cas d'Elodie, ne résidait donc pas dans sa composition mais dans le simple fait qu'elle soit très grasse ! Cette réaction me fit penser à ces gens qui se rongent les ongles et qui les recouvrent d'un produit dégoûtant pour éviter de porter leurs doigts à leur bouche, mais également à ces femmes qui « cachent » leurs gâteaux préférés ou les tablettes de chocolat dans un endroit qu'elles connaissent pourtant bien (puisque c'est elles-mêmes qui les cachent !), à ceux qui rangent leurs bouteilles d'alcool au fond d'un placard pour ne plus les voir, ou encore aux dépendants aux jeux d'argent qui se font d'eux-mêmes enregistrer informatiquement sur des listes noires afin que l'accès aux casinos leur soit désormais interdit.

Si je vous raconte ici l'anecdote d'Elodie, concernée par des problèmes de peau, alors que cet ouvrage est consacré à l'arrêt du tabac, c'est parce que certains de ses comportements, et ceux des personnes de la liste non exhaustive de cas que je viens de citer, sont fondamentalement les mêmes : quelque soit leur problème, leur symptôme, ces gens ne se font pas suffisamment confiance. Si j'ai de la chance, c'est aussi parce que cette fois-ci, je n'ai pas caché mes cigarettes au fond d'un tiroir ou dans la boite à gants de ma voiture ; j'ai été capable de les garder quelques jours à mes côtés, peu importe là où elles se trouvaient, non pas « au cas où je finisse par craquer », mais parce que je me suis senti suffisamment confiant en moi, en phase avec ma décision et mon nouveau statut de non-fumeur. Finalement, ne voulant plus voir ce poison, j'ai jeté hier, sans hésitation aucune, mes dernières cigarettes. Peut-être vous demandez-vous comment j'ai accompagné Elodie dans sa démarche ? A vrai dire, notre travail hypnotique n'a pas encore commencé, et nous avons seulement effectué une Anamnèse (« l'état des lieux » de la première séance), mais je l'ai vivement encouragée, jusqu'à notre prochaine rencontre, à se faire davantage confiance, et à apprendre à se préserver, à s'économiser, l'invitant à se placer désormais au cœur de ses priorités.

<u>« Voir au-delà »</u>

La Vie m'a appris que l'une des meilleures façons de tourner la page avec un ancien comportement, c'est de viser au-dessus, de voir au-delà, de déjà envisager la suite. Métaphoriquement, pour intégrer le plein dépassement de la première marche de l'escalier, jusqu'à la considérer acquise, vous devez dès à présent viser la seconde.

En ce qui me concerne, je ne me contenterai pas de devenir non-fumeur, ou peut-être aurais-je du écrire « je ne me contente pas d'être devenu non-fumeur », car l'évolution est déjà en marche, le changement a déjà commencé. Maintenant que je suis non-fumeur, j'ose l'écrire, ici et maintenant, et peut-être, ainsi, prendre le futur de court, quel sera mon nouvel objectif, vers quoi vais-je tendre ? J'ai encore de la chance ! Si si, je vous assure :-) En effet, ma première motivation pour l'arrêt du tabac est la santé, et c'est justement dans une démarche « santé » que je me situe également au niveau alimentaire ! Pour résumer, je suis désormais un homme qui, ce n'est pas utile de le préciser, est non-fumeur, certes, c'est un fait, mais qui a aujourd'hui pour objectif d'équilibrer son alimentation pour faire du bien à son corps. Je ne suis donc plus, du moins plus principalement, ce non-fumeur. Non, celui-là est intégré, et cette intégration est facilitée par le fait que je sois déjà investi dans la suite.

<u>L'Art de l'Equilibre</u>

Tout l'Art du fait de vivre sa Vie, se trouve dans l'équilibre. Etre continuellement à l'écoute de soi-même est indispensable pour qui veut être dans l'équilibre. Désormais, je veux toujours plus de cet équilibre dans ma vie, et de congruence, à tous niveaux. **Et vous ?**

J+5

En fait, je me rends compte que ce livre ne vous fait pas seulement partager le sevrage tabagique d'un homme, mais son évolution plus globale, d'autant plus marquée, affirmée, forte et rapide, que l'arrêt du tabac en a été le moteur. Est-ce que devenir non-fumeur fera de vous une nouvelle personne, bien au-delà du simple fait que vous ne porterez plus de cigarette à votre bouche ? Je le crois. Comme je l'ai écrit précédemment, je perçois et je vis mon arrêt du tabac comme « une porte d'accès menant à beaucoup plus de congruence, de respect de soi, d'estime de soi ; une spirale créatrice, une dynamique, menant à plus de facilité pour réaliser mes rêves, dont certains étaient bien enfouis. »

<u>Vous êtes déjà non-fumeur</u>

Quand j'étais fumeur, il m'est plusieurs fois arrivé de me dire que de nouvelles façons de penser, de me sentir, d'être, qui peut-être seraient un jour miennes, m'étaient pour l'instant inaccessibles à cause de mon tabagisme, alors que je les ressentais pourtant présentes en moi, comme déjà acquises, et comme s'il ne me restait plus alors qu'à les activer. Pour imager cela par une métaphore, je dirais que c'était comme un enfant qui serait intimement convaincu, au fond de lui-même, d'être parfaitement capable de rouler à vélo sur deux roues, mais qui continuerait, peut-être même s'obstinerait, à utiliser les petites roues supplémentaires, jusqu'au jour où il oserait enfin les enlever, constatant alors qu'il savait déjà rouler sur deux roues. J'ai ôté mes petites roues, faisant ainsi le constat du fait que j'étais déjà, au fond de moi-même, ce non-fumeur.

Oserez-vous ôter les vôtres ?

J'ai bien conscience du fait que nous sommes tous différents, uniques, et qu'il existe autant de solutions que de personnes, mais le plus souvent, la plupart des gens vous conseillent uniquement sur la base de leur vécu ; alors ce soir, je vais faire comme eux, en vous suggérant et en soulignant explicitement ce que je vous ai déjà transmis, à savoir que si vous êtes fumeur et que vous décidez d'arrêter, le fait de devenir non-fumeur représentera peut-être pour vous une porte d'accès vers autre chose, vers ce que vous n'aviez peut-être même pas envisagé un seul instant de pouvoir trouver là, une porte d'accès vers... vous-même !

Sortir de sa zone de confort

L'arrêt du tabac m'a demandé un effort. Pour devenir non-fumeur, je suis sorti de ma « zone de confort » (mon mode de fonctionnement habituel, automatique, en cela confortable). Peut-on évoluer sans sortir de sa zone de confort ? C'est peut-être ce qu'espèrent certaines des personnes qui viennent me consulter en Hypnose et qui attendent « le coup de baguette magique », mais en réalité, une thérapie efficace est une thérapie qui vous bouscule, et une démarche à laquelle vous participez activement. L'éventuel inconfort du sevrage tabagique n'est que temporaire, et laisse rapidement la place à un confort plus grand, celui de vivre sans tabac.

Statistiques et chiffres

J'ai hésité à aborder dans cet ouvrage les statistiques relatives aux méfaits du tabagisme. J'ai pensé que vous saviez déjà que fumer tue, et que le fait de connaître le nombre de décès causés par la cigarette, ne vous aiderait pas davantage à devenir non-fumeur. J'ai malgré tout décidé de vous les communiquer :

Au cours du vingtième siècle, le tabac a provoqué 100 millions de morts à travers le monde. En France, le tabagisme est la première cause de mortalité évitable, avec environ 66 000 décès par an.

En moyenne, un fumeur régulier sur deux meurt prématurément des causes de son tabagisme, et la moitié de ces décès se situe entre 35 et 69 ans. Les difficultés de santé apparaissent 20 à 30 ans après le début du tabagisme.

La durée d'exposition à la fumée est le principal facteur du risque respiratoire ; plus le fumeur aura fumé longtemps, plus son risque sera élevé.

Statistiquement, une cigarette en moins équivaut à 11 minutes de vie supplémentaire, ce qui signifie aussi que chaque cigarette fumée raccourcit votre vie de 11 minutes.

Les fausses solutions

Voici quelques fausses solutions à éviter :

- Consommer des cigarettes légères ou diminuer sa consommation : vous tirerez davantage sur les cigarettes pour recevoir la même dose de nicotine qu'auparavant. Les cigarettes légères n'ont de « light » que leur nom !

- Utiliser des cigarettes électroniques : les cigarettes électroniques maintiennent votre dépendance psychologique et comportementale (la gestuelle, l'association du tabagisme à différentes émotions et situations-clés), et à la nicotine lorsqu'elles en contiennent.

- Les cigarettes roulées : le tabac à rouler est plus toxique que les cigarettes prêtes à consommer.

J+6

<u>Faut-il adopter un comportement de substitution ?</u>

Je viens de dire spontanément à mon fils, qui m'attendait pour monter à l'étage de notre maison : *« Attends, je vais fu... fu... Heu... Boire un verre d'eau ! »*. Lorsque j'étais fumeur, j'avais l'habitude de fumer la dernière cigarette de la journée à ce moment-là, seul dans mon bureau, avant de monter à l'étage. Je ne m'attendais pas à voir réapparaître cet automatisme ce soir, et en cela j'ai été surpris. Je constate que j'ai eu spontanément l'intention, ne serait-ce que l'espace de deux secondes, d'aller fumer une cigarette, mais que je me suis dirigé, presque instantanément, et spontanément aussi, vers un verre d'eau. Compte tenu de la rapidité de cette transition, dois-je en déduire que le verre d'eau s'est substitué à la cigarette, du moins dans cette situation précise, et à un niveau inconscient ? Si tel est le cas, ce nouveau comportement est-il en train de s'installer de plus en plus profondément, à force de répétition, pour finir par être aussi fortement ancré que l'était mon tabagisme ? Durant ce bref instant-réflexe de fumeur, je n'ai ressenti aucune envie de fumer, puis aucune frustration ni quelconque gêne de ne pas l'avoir fait ; c'était seulement un vieil automatisme, qui disparaît de plus en plus chaque jour.

Pour reprendre la métaphore d'Anthony Robbins, Coach Américain : nos habitudes sont comme des routes que nous créons dans notre cerveau ; plus nous empruntons un chemin, et plus celui-ci s'élargit et se fortifie, devenant une route, puis une autoroute… Au contraire, moins nous empruntons nos routes, et plus elles tendent à disparaître (les mauvaises herbes y repoussent et les rendent alors impraticables). C'est le principe simple de la répétition : plus vous répétez un comportement ou un mode de pensée, et plus il s'intègre, et inversement. Le temps qui passe joue en votre faveur !

J+9

Je n'ai pas pu vous écrire avant car j'étais pris par ma formation en Hypnose Ericksonienne.

Je rentre à l'instant de l'espace de remise en forme aquatique. Aujourd'hui, et pour la première fois depuis que j'anime mes formations mensuelles, donc depuis 2006, j'ai demandé à mon confrère de prendre la relève, pour l'après-midi, afin que je puisse me consacrer à moi-même, me recentrer sur moi-même, et prendre le temps de me détendre, de « laisser-couler ». Le fait de déléguer a un prix, mais désormais, et c'est en ce sens que j'évolue, mon bien-être n'en a pas. En conséquence, pour concrétiser mes envies, et répondre à mes besoins, bref, pour vivre en congruence, j'ai décidé de payer, là où auparavant j'aurais peut-être ignoré mes désirs et mes besoins. L'argent n'est pas une fin, mais un moyen pour contribuer à notre bonheur.

Ce moment de détente m'a permis de réfléchir à toutes sortes de choses, dont à ce livre, et voici donc une petite phrase que je souhaite vous faire partager :

« Il y a ce que vous acceptiez, et ce que vous n'accepterez plus ; il y a ce que vous tolériez, et ce que vous ne tolèrerez plus ».

Pour moi, ces quelques mots reflètent bien l'évolution plus globale à laquelle l'arrêt du tabac peut nous ouvrir. Une nouvelle fois, vous l'aurez compris, on ne se contente pas d'arrêter de fumer, mais on élève ses exigences vis-à-vis de soi-même, on apprend à se respecter davantage, on prend un peu plus le contrôle de sa Vie, pour vivre plus en phase avec soi-même. Ce livre fait régulièrement référence à cette notion de congruence, l'arrêt du tabac n'étant qu'un exemple des nombreuses marches à franchir, lorsque l'on est fumeur, pour atteindre une plus grande congruence dans sa vie.

Et si j'en reprends une ?

S'il vous arrivait de reprendre une cigarette, alors que vous avez décidé de devenir non-fumeur, considérez qu'il s'agit simplement d'un incident de parcours, d'un écart de conduite. Souvenez-vous alors que vous êtes un être faillible et perfectible, imparfait, comme tous les Humains, et que vous avez le droit de ne pas tout réussir immédiatement. L'erreur serait d'interpréter la consommation d'une cigarette comme étant le symbole de la reprise du tabagisme ! Les seules limites sont dans votre perception subjective du monde, et non dans le monde lui-même : si vous décidez que cette cigarette n'est qu'un écart isolé, alors c'est ce qu'elle sera.

Qu'allez-vous faire du temps gagné ?

Fumer est chronophage. En devenant non-fumeur, vous gagnerez du temps. Pour ma part, je vais « prendre le temps de respirer », et construire du positif, notamment écrire, plutôt que de me détruire avec le tabac.

A retenir

Pour récapituler, je souhaite que le récit de mon évolution vers le statut de non-fumeur vous ait informé ou rappelé que :

- Une décision digne de ce nom est ferme et exclut toute autre possibilité. Par conséquent, inutile de garder un paquet de cigarettes « juste au cas où » : on n'essaie pas d'arrêter de fumer, mais on arrête fermement, et avec l'intention sincère de devenir définitivement non-fumeur (on peut mentir à qui l'on veut, mais pas à soi-même !).

- Vous pouvez programmer votre arrêt du tabac, en fixant une date que vous écrirez dans votre agenda, et à compter de laquelle vous deviendrez non-fumeur.

- Plus un objectif est précis et plus il devient facilement atteignable. Prenez tout le temps dont vous avez besoin pour le formuler précisément, en détails, et par écrit.

- Pour réussir à long terme, il est indispensable que vous connaissiez et que vous analysiez les motivations qui sous-tendent votre objectif de devenir non-fumeur. Toutes les motivations sont valables car elles servent l'objectif, et constituent autant de bonnes raisons d'arrêter de fumer ; mais la plus efficace dans la durée semble être la santé.

- La plupart des cigarettes sont associées à des

émotions, à des états intérieurs, et à des contextes particuliers. Prendre conscience de ces associations, n'est-ce pas acquérir davantage de contrôle sur elles, sur notre tabagisme, sur nous-mêmes ?

- L'impact destructeur du tabagisme est le plus souvent invisible aux yeux du fumeur, mais il existe réellement. La cigarette contient plus de 4000 substances toxiques. Une fois que vous serez non-fumeur, vous ne devrez jamais remettre en doute, ni relativiser, la nocivité du tabac, mais garder à l'esprit son extrême dangerosité, et le privilège que vous avez d'être désormais non-fumeur.

- Le principe de la répétition : plus vous répétez un comportement ou un mode de pensée, et plus il s'intègre ; moins vous l'adoptez, et plus il tend à disparaître. Le temps qui passe joue en votre faveur !

- Chaque tentative de sevrage tabagique est un pas de plus vers la victoire finale. Alors si vous êtes fumeur, et que vous voulez arrêter, gardez donc espoir, vous finirez par réussir !

- Vous êtes déjà non-fumeur, au fond de vous-même : souvenez-vous de la métaphore du jeune enfant qui constata qu'il savait déjà rouler à vélo sur deux roues !

- Devenir non-fumeur nécessitera que vous sortiez de votre « zone de confort » (votre mode de fonctionnement habituel, automatique, en cela confortable), mais l'éventuel inconfort du sevrage tabagique ne sera que temporaire, et laissera rapidement la place à un confort plus grand, celui de vivre sans tabac.

- Vous ne devez pas éviter les situations auparavant associées à la consommation de tabac (alcool, convivialité, etc.), mais vous faire confiance et les affronter. L'évitement n'est pas une solution car il nous empêche d'élargir notre zone de confort, donc d'apprendre à vivre autrement, de grandir.

- S'il vous arrivait de reprendre une cigarette, alors que vous avez décidé de devenir non-fumeur, considérez qu'il s'agit simplement d'un incident de parcours, d'un écart de conduite isolé, et non du symbole de la reprise du tabagisme.

Devenir non-fumeur, c'est :

- Elever ses exigences vis-à-vis de soi-même, évoluer et améliorer sa qualité de vie.

- Se respecter davantage en renonçant à consommer un véritable poison, donc vivre davantage en phase avec soi-même (la congruence), gagner en confiance en soi et améliorer son estime de soi.

- Retrouver le sentiment de contrôle de soi et de son existence, et s'ouvrir à de nouvelles réussites (l'arrêt du tabac pouvant être perçu et vécu comme une « porte d'accès » vers une évolution plus globale)

Toutes les ressources dont vous avez besoin sont en vous !

Riche des apprentissages de ce livre, c'est maintenant à vous de passer à l'action !

A DECOUVRIR…

(DU MEME AUTEUR)

Auto-Hypnose : Mode d'emploi

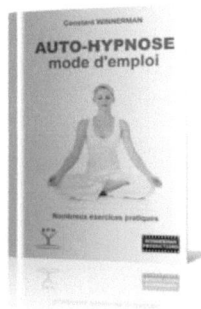

L'être humain est-il fait pour vivre les tensions que la société moderne, occidentale, lui inflige ?

L'Auto-Hypnose, la pratique de l'Hypnose sur - et par - soi-même, s'affiche et s'affirme aujourd'hui comme une méthode efficace pour lutter contre le stress, et plus globalement pour améliorer son état émotionnel et psychique.

Ce livre vous apprendra ce que sont réellement l'Hypnose et l'Auto-Hypnose, et comment vous pouvez dès maintenant les mettre en pratique, simplement, rapidement, et en toute autonomie, pour évoluer dans votre vie.

Formations et stages en Hypnose

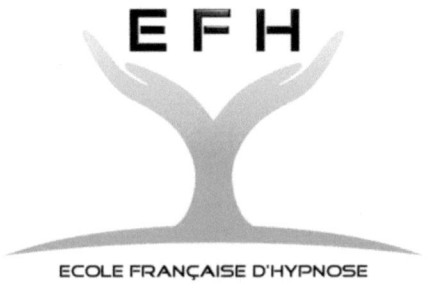

L'*Ecole Française d'Hypnose* organise des formations en Hypnose Ericksonienne, Hypnose Classique et Auto-Hypnose.

**Découvrez nos formations et stages,
les dates et tarifs sur www.formation-hypnose.fr**